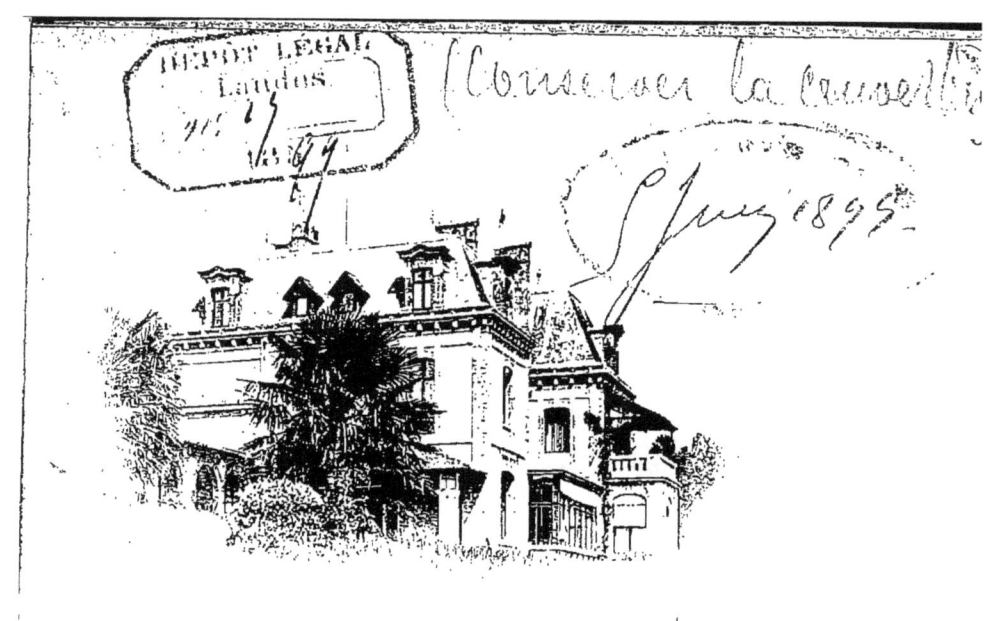

Sanatorium ou Maison de Convalescence
pour Enfants Aisés

Château de la Tisnère
Vallée Heureuse
Gelos (Près Pau)

SANATORIUM
POUR
Enfants aisés

Fondé sur les hauteurs de GÉLOS (près Pau)
Dominant la Vallée du Gave de Pau
et la Vallée Heureuse.

Service Médical Régulier

En outre, les Membres du Corps Médical de Pau ont libre accès dans le Sanatorium où ils pourront soigner les enfants qui leur auront été adressés.

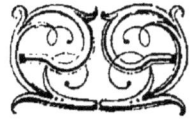

SANATORIUM
POUR ENFANTS AISÉS

Fondé sur les hauteurs de GÉLOS (près Pau)
Dominant la Vallée du Gave de Pau
et la Vallée Heureuse.

S'adresser :

DIRECTION
Château de la Tisnère
Vallée Heureuse
Pau-Gélos.

TÉLÉGRAPHE-TÉLÉPHONE :
Sanatorium-Tisnère-Pau.

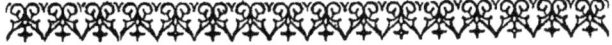

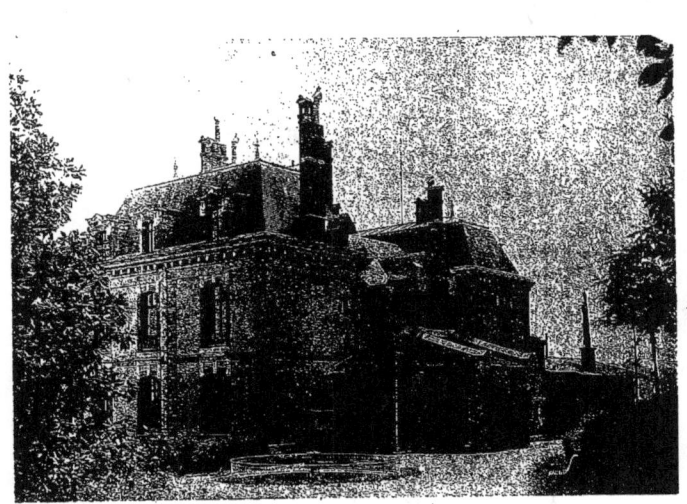

Le Sanatorium. — Entrée de la Maison.

PREMIÈRE PARTIE

But du Sanatorium

Le Sanatorium de premier ordre établi pour enfants aisés sur les hauteurs de Gélos (près Pau) dominant la *Vallée Heureuse* et la *Vallée de Pau*, se propose pour but ce que l'on a appelé si justement : « **les cures de régénération.** »

Le traitement a pour bases :

1° *La Suralimentation ;*
2° *La Cure d'exercice ou de repos en plein air ;*
3° *L'Aération continue diurne et nocturne ;*
4° *Les mouvements rationnels et médicaux de Gymnastique Suédoise.*

Spécialement installé *pour les enfants aisés* il évitera aux familles la désorganisation du foyer quand surgit parmi les enfants une maladie nécessitant un traitement climatique prolongé. Pour ces cures de reconstitution il faut, on le sait, un milieu spécial où le traitement appliqué avec méthode et régularité a pour résultat mathématique le changement complet de l'organisme. « Les parents, a pu dire un médecin, sont bons garde-malades par le cœur et la tendresse, mais ou ils soignent trop les enfants ou ils ne les soignent pas assez.

« Ajoutons qu'un enfant malade est détestable avec les siens et absolument charmant avec les étrangers. Pour moi, en pareil cas, j'ai toujours prêché la séparation des enfants d'avec les parents. »

Dans le Sanatorium les enfants seront à l'abri de toute contamination éventuelle ; ils quitteront leur milieu pour se rétablir *sans risquer de contracter une maladie plus grave encore*. De plus, la Maison ne recevant pas d'adultes, ce contact leur sera épargné. Or le voisinage des grandes personnes, si choisi qu'il puisse être, est pour l'enfant une cause de surexcitation continuelle aux effets désastreux.

Ces avantages, bien connus de tous, ont été jusqu'à l'heure le partage exclusif des enfants pauvres. Il manquait à nos besoins modernes une installation similaire pour les enfants fortunés. Ce vide sera comblé par notre Sanatorium. S'adressant à un autre milieu, l'installation et l'organisation en seront totalement différentes. Intérieur gai, d'un luxe anglais moderne bien compris, direction familiale et cependant réglementation hygiénique scrupuleuse : tel sera le milieu nouveau où l'enfant, encore simple candidat à la maladie, se régénérera et viendra acquérir des forces pour lutter contre la maladie héréditaire imminente. Ce sera, en un mot, de la *médecine préventive*, car lorsqu'on connaît les diathèses morbides ascendantes, il est facile d'éviter à l'enfant le péril menaçant son adolescence. Le problème consiste donc à fournir à l'organisme déchu un ensemble de conditions tel qu'il soit capable de lutter contre la maladie. La nature recevant ainsi les adjuvants dont elle a besoin, répare ses forces, gagne du terrain, et sort souvent victorieuse de ce combat pour la vie contre la mort. Cette vérité absolue qui ressort des données actuelles de la science, est devenue la base de la prophylaxie de la tuberculose. Elle doit être logiquement le principe fondamental de toute « cure de régénération. »

Données climatiques et générales
Description - Aménagements intérieurs

Données climatiques et générales. — Si les hauteurs avoisinant Pau ont été choisies entre toutes les stations climatiques de notre beau Sud-Ouest comme lieu d'élection pour le Sanatorium, c'est qu'elles présentent des qualités de tout premier ordre pour une semblable installation.

Les hauteurs proches des Pyrénées et qui dominent la vallée de Pau n'offrent pas de contre-indications au traitement climatique. L'air des côteaux n'est pas moins propice à la guérison des diathèses organiques. Directement avoisinées par les montagnes, sans avoir l'inconvénient des hauts plateaux, ces hauteurs dominent la vallée de Pau par laquelle arrivent librement les effluves océaniques dont elles bénéficient d'une façon adoucie. Cette situation offre donc un air absolument pur et aromatisé par le voisinage des sapinières.

Pureté, sédation, tonicité : telles sont en effet les qualités maîtresses du climat de Pau.

Pureté, car on n'y trouve ni brouillards, ni brumes, le sol poreux étant toujours sec après les pluies les plus prolongées. Ces pluies, parfois abondantes, procurent une atmosphère moite, essentiellement décongestionnante, mais elle ne laissent aucune trace d'humidité nuisible.

L'absence de brouillards est fort importante, car le brouillard est non seulement une cause de refroidissement, mais il est, avec certains vents, un des véhicules les plus connus des microbes et germes morbides.

Grâce à cette pureté, l'air de Pau possède une grande puissance aseptique qui ne saurait être contestée, car ce fait particulier provoque des observations qui ne pourraient exister sans la cause déterminante. En voici quelques-unes : faible degré de contagion des maladies infectieuses (diphtérie (1), croup, bronchite, pneumonie) ; pas d'infection purulente consécutive aux opérations, pas de complications pour les plaies. « Je n'ai pas, dit le docteur *Duboué*, observé davantage durant 20 années de pratique un seul cas de fièvre puerpérale pas plus en ville qu'à la Maternité dont je suis directeur depuis quinze ans. Toutes les fièvres infectieuses font défaut dans notre pays ». Notons que les observations de Duboué sont bien antérieures à la mise en pratique des procédés antiseptiques. A côté de cette pureté remarquable de l'air, on observe à Pau un effet de sédation sur l'organisme due à l'absence complète des courants aériens forts, secs et énervants, ou froids et pénétrants. Cela n'implique pas, comme on a voulu l'insinuer à tort, l'absence d'un renouvellement des couches atmosphériques ; puisque, par un phénomène curieux constaté par indigènes et étrangers, les vents passent *par-dessus* la région. L'air est ainsi profondément renouvelé sans être troublé ; aussi a-t-on comparé Pau et ses environs à une immense salle admirablement ventilée par le haut mais dans laquelle on est à l'abri des courants d'air et des poussières que font voltiger les vents passant à ras du sol.

---

(1) « Depuis 20 ans que j'exerce à Pau je n'ai pas observé un seul cas de *diphtérie maligne* et je n'ai jamais vu l'angine couenneuse et le croup sévir à l'état d'épidémie, pas même à l'état de foyers tant soit peu étendus ». (Dr *Duboué*).

La sédation du climat palois, nous insistons sur ce fait, n'exclut pas, comme on le croit généralement, une grande *tonicité* due à l'air pur provenant à la fois des deux centres d'ozone les plus connus : la Montagne et la Mer.

Nous avons réalisé le maximum de ces conditions exceptionnelles en établissant le Sanatorium sur les hauteurs dominant la Vallée du Gave de Pau d'une part, la Vallée Heureuse et les Pyrénées d'autre part. Dans ces conditions topographiques, nous bénéficions du vrai climat de Pau sans nous ressentir d'un inconvénient qui peut être un obstacle à la cure d'air en été. Les Anglais habitant les pays chauds suivent cette marche pratique ; ils s'épargnent l'ennui d'émigrer l'été en utilisant les hauteurs environnant le pays qu'ils occupent. *Notre Sanatorium offre donc, par ce fait, les conditions d'une cure climatique ininterrompue*, car on peut y séjourner d'un bout de l'année à l'autre ; avantage inappréciable pour une clientèle enfantine.

Une grande facilité de communications favorise encore la région choisie. Certes il n'est pas toujours commode, pour un Sanatorium, de réaliser ce dernier point. Cependant, quand il s'agit d'enfants, il devient essentiel. Les parents ne se sentent pas ainsi trop loin de leurs enfants quand lettres, télégrammes, communications téléphoniques, (1) transports, tout est rapide et fréquent.

---

(1) Téléphone *Bordeaux-Paris*. Des avis téléphoniques sont expédiés de Pau par exprès au Sanatorium qui d'ici peu aura une installation directe. Les parents pourront donc communiquer immédiatement avec le Bureau de la Direction au Sanatorium même.

Grâce au bon état des routes des côteaux, le trajet en voiture du Sanatorium à Pau est de vingt minutes environ.

Les rapides et trains de luxe s'arrêtent à Pau. Il y a toujours, au départ de Paris, des voitures à destination spéciale pour cette station. De même, et à cause du voisinage de la ville, nous avons des ressources de toute espèce ; c'est de plus un centre commercial et intellectuel très important et les professeurs de tout genre, religieux et laïques, y séjournent en nombre ; d'où facilité des moyens d'instruction.

Les conditions alimentaires sont parfaites ; la viande est de première qualité. A Pau on trouve des bœufs nourris et engraissés comme dans le Nord, et exclusivement réservés à la boucherie. Les moutons sont d'une qualité supérieure égalant celle des pré-salés.

Les légumes abondent en toute saison et sont de premier choix. Autour du Sanatorium de nombreuses fermes fournissent le lait nécessaire, un lait de montagne crémeux et parfumé. C'est là un appoint important pour les enfants en bas-âge confiés au Sanatorium. Ce lait peut être stérilisé au moyen de l'appareil Budin. On peut enfin en faire un lait *phosphaté* c'est-à-dire « contenant 5 à 7 grammes de phosphate de chaux par litre au lieu de 1 g. 50 à 2 g. qui est le chiffre habituel. Ce lait s'obtient en soumettant les vaches à un régime particulier et en fumant spécialement les prairies et les terres sur lesquelles vivent ces animaux. Cette préparation peut être comparée aux eaux minérales naturelles, bien préférables, comme on le sait, aux eaux artificielles de composition identique. » (Dr Comby).

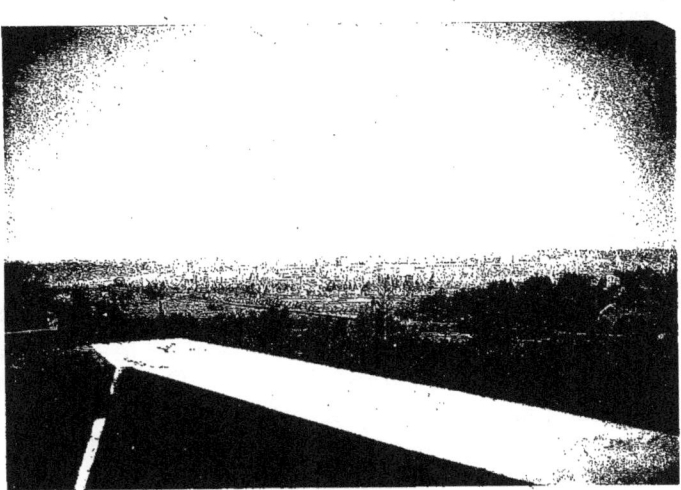
Vue sur Pau prise de la Terrasse du Sanatorium

LE SANATORIUM

Description-Aménagements intérieurs.
— Le Sanatorium a été installé dans l'une des plus belles villas de la région, villa grandiose et confortable, aménagée pour les besoins de la cause. La propriété est située sur le côteau de Gélos. On arrive au grand portail par une route carrossable serpentant sur la hauteur au milieu de la verdure. Au delà du portail commence un grand et beau parc de *18 hectares* qui entoure la villa. On peut gagner celle-ci par une belle avenue, carrossable également, et abritée par de grands arbres. A gauche des prairies ombragées dévalent le côteau jusqu'au fond de la Vallée Heureuse par une pente douce. Ce sont pour les enfants des emplacements de choix à l'air libre, favorables à tous les jeux. A droite, le côteau monte encore, abritant la villa. De nouvelles pentes gazonnées et plantées de sapins permettent de gagner la crête par une petite allée joliment tracée dans le gazon.

La villa elle-même, bâtie sur un plateau, est entourée de pelouses et d'allées, parmi lesquelles se distingue une très jolie avenue en plein Midi abritée au Nord et à l'Ouest, excellente promenade d'hiver. Des bancs disséminés la rendent fort agréable. La grande étendue du parc ne condamne pas l'enfant à séjourner dans le même coin, les allées étant assez spacieuses pour permettre le roulement des voitures des petits malades.

Le domaine de *La Tisnère* est couvert d'une quantité d'arbres de toutes essences et de haute futaie : chênes, châtaigniers, sapins, érables, noyers, charmes, mélèzes et arbres rares. Au centre de ces belles prairies boisées le malade se trouve en face de la chaîne des Pyrénées dont le spectacle enchanteur varie à chaque heure du jour, et peut jouir du coup d'œil de la Vallée Heureuse et de la Vallée du Gave de Pau. De ce côté on distingue nettement dans la plaine toute la ville, ses promenades, le Palais d'hiver, les Grands Hôtels et le Chemin de fer suivant la ligne sinueuse du Gave, le tout dans un lointain féérique.

Telle est la situation du parc servant aux promenades en plein air. Mais il y a certains moments de la journée où il faut joindre à l'aération le repos et un abri mitigé : c'est à ce but que répondent les galeries dites *Galeries de cure d'air*. Le Sanatorium en possède trois différentes répondant à des besoins variés.

1º Le grand *Hall* tenant le milieu de la maison. Ce hall a des murs peints, ce qui en permet le nettoyage humide ; il en est de même du parquet qui est formé de mosaïques rouges, blanches et noires, genre marbre.

Ce hall, long de 10 m., large de 5 m., et haut de 4 m., offre déjà un volume d'air de :

200 mètres cubes.

Il communique par un vitrage tenant toute sa longueur avec un joli jardin d'hiver vitré exposé au Sud-Est. Par les vitrages mobiles de cette serre on peut régler l'aération du hall chauffé à volonté. Cette pièce devient ainsi une galerie de cure d'air de premier ordre pour les heures tardives ou matinales et pour les jours très froids. Dans ce hall on trouve de grandes tables, des fauteuils et chaises longues en osier.

2º La deuxième salle de cure d'air est une

galerie couverte longeant la salle à manger. Cette galerie, fermée à ses extrémités, est exposée au Midi et abritée par de grands stores en toile. Ici aussi le mobilier usité en pareil cas.

3° La troisième galerie de cure d'air a été construite sur la crête même du côteau. On y parvient par une jolie petite allée tracée le long des flancs gazonnés de la hauteur. C'est un kiosque-galerie couvert, fermé aux extrémités, ayant un plancher et des stores en toile. A l'intérieur, petites tables, fauteuils, chaises longues, etc.

La situation de cette troisième cure d'air en fait un emplacement de choix pour les jours chauds, l'aération y étant de premier ordre. On y jouit en outre d'une vue admirable.

Pendant que nous sommes dans le parc, mentionnons le *Pavillon d'isolement* avec *Salle d'infirmerie*. Ce Pavillon exposé au Midi est à 60 mètres de la villa. L'infirmerie réservée aux petits malades pour les cas de maladies intercurrentes évite tout danger de contagion au Sanatorium proprement dit. Disposée comme les salles de 1er ordre en ce genre : murs peints, planchers lavables, plafond arrrondi et sans angles, elle sera aussi, le cas échéant, une excellente salle d'opération. Elle peut contenir une demi-douzaine de lits.

Le Sanatorium idéal, a écrit *Netter*, doit présenter les conditions suivantes : « terrain sablonneux sans humidité, suffisamment élevé et adossé de préférence au flanc d'une montagne, voisin d'un bois de sapins, bien exposé et abrité des grands vents, offrant une pente suffisante, une vue découverte, pourvu d'eau vive et d'un parc d'isolement ». En visitant la propriété choisie pour l'élection de notre Sanatorium, on se convaincra que nous réalisons point par point les conditions sus-indiquées.

Le *Château de la Tisnère* a été construit sur le côteau de Gélos par Monsieur Le Cœur, architecte attaché au Ministère de l'Instruction Publique. Cet édifice, récemment bâti, est de tout premier ordre. Il est élevé en partie sur des caves voûtées d'une solidité à toute épreuve. Dans ces caves, installées pour recevoir les provisions diverses, se trouve un grand calorifère.

Le Château est construit en granit des Pyrénées et en briques ; il est couvert en zinc et en ardoises et surmonté de deux paratonnerres protégeant de la foudre les deux ailes du Château. La maison est dans un irréprochable état de propreté et d'entretien. Elle est alimentée à tous les étages par l'eau d'une source abondante. Cette source est captée dans la propriété à 50 mètres du Château qu'elle alimente ainsi que les bassins et jets d'eau autour du Château.

On arrive en voiture, par une galerie couverte, au seuil d'un immense vestibule de 12 m. de long sur 4 m. de large et 4 m. de haut, soit :

192 mètres cubes

comme volume d'air.

Ce vestibule est pavé de carreaux en marbre blanc et noir et a les murs peints. Il communique par une porte à double battants avec le grand hall dont nous parlions plus haut qui lui-même ouvre sur le jardin d'hiver. Le hall a 10 mètres de long sur 5 mètres de large et 4 mètres de haut, soit :

200 mètres cubes

comme volume d'air.

Il est aéré constamment par les vitrages, mobiles à volonté, de la serre. Les murs sont peints et le pavé en marbre rouge-blanc et noir (1).

Le tout forme donc 3 immenses pièces communiquant directement par de vastes portes. Dans la serre sont des eucalyptus aux émanations salutaires.

A droite de la grande porte d'entrée un 2me vestibule communique avec le 1er.

Par ce petit vestibule on arrive de suite au Bureau de la Direction.

Ce petit salon communique avec un grand salon de réception possédant une grande *bow-window* qui ouvre aussi sur le jardin d'hiver.

Le salon, aux murs peints, a 8 mètres 50 de long sur 6 mètres de large et 4 mètres de hauteur, soit

204 mètres cubes d'air

A droite de la serre et du grand hall une belle salle à manger également avec murs peints.

La longueur est de 7 m. 75 sur une largeur de 5 m. et une hauteur de 4 m., soit

155 mètres cubes d'air

De toutes les fenêtres de ces diverses pièces d'une hauteur de 2 m. 60 et d'une largeur de 2 m., vitrées de grandes glaces, on jouit d'une vue incomparable sur la ville de Pau estompée dans la distance, sur les jardins, les palais et les églises, la plaine et les collines. En face,

---

(1) C'est dans cette belle pièce claire, aérée et ensoleillée que se donneront les cours de mouvements rationnels médicaux suédois.

c'est la Vallée Heureuse ; à gauche, les Pyrénées couvertes de neige au pied desquelles s'étagent des côteaux verdoyants parsemés de riantes villas.

A gauche du château, une aile basse, communiquant avec la maison par les offices et voisine de la salle à manger, contient les cuisines, la salle à manger des domestiques et *une jolie salle de bains*, le tout ouvrant directement d'autre part sur les jardins.

Dans le vestibule se trouve le grand escalier conduisant aux étages supérieurs. Au pied, dans un auge de granit, encore des eucalyptus.

Au premier étage, où l'on arrive par un escalier aux marches spacieuses et aisées, nous trouvons un vaste palier et un large corridor sur lesquels ouvrent 6 grandes chambres d'un plafond de 3^{m}65. Les expositions sont diverses : Nord-Est, Est, Sud, Sud-Est. On sait que dans ces régions l'Est est fort appréciable, les rayons du soleil levant étant tout particulièrement bons pour certaines maladies. Toutes ces pièces sont indépendantes bien que quelques-unes communiquent entre elles. Plusieurs ont chacune deux et trois fenêtres ; l'une d'elles possède une grande terrasse couverte ; plusieurs ont des balcons desquels on jouit d'admirables points de vue. Toutes ces fenêtres, hautes de 3^m, larges de 1^{m}50, sont vitrées de grandes glaces. Pour obtenir l'aération nocturne on a installé à chaque imposte des *carreaux doubles et coupés*. De cette façon, l'air est entièrement renouvelé sans que jamais un courant d'air froid vienne frapper le malade. Les murs sont tendus de *papier lavable* à tonalité claire. C'est du reste les couleurs gaies que nous retrouvons partout dans les appartements destinés aux enfants.

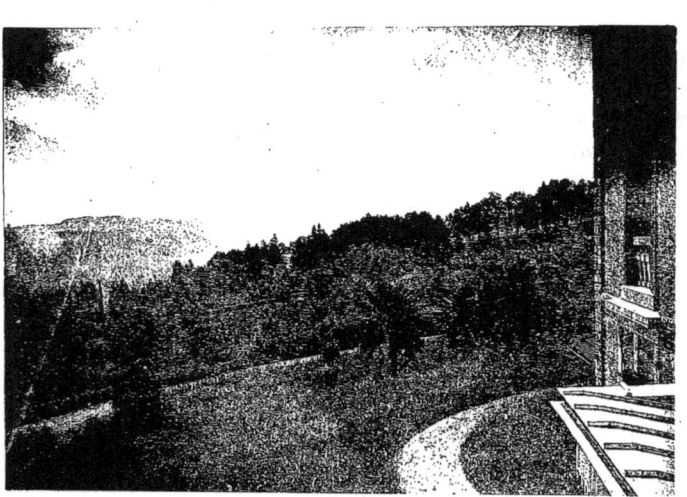

Un coin du Parc. — Vue sur la Vallée Heureuse.

Les meubles sont en bambou, les lits en fer émaillé. Les couvre-lits *sont lavés périodiquement* de même que les descentes de lit. *Aucun rideau, aucune tenture*, rien qui puisse emmagasiner les poussières. Les planchers peints d'un vernis spécial sont passés à la serpillière humide. On trouve dans toutes les chambres de grandes cheminées ; la menuiserie extrêmement soignée est en bois de Nerva. Des sonnettes électriques, avec tableaux indicateurs, assurent le service dans toutes les pièces. Les W.-C. possèdent tous le système anglais dit chasse-eau. Les drainages, en parfait état, sont installés pour le *tout à l'égout*.

Tel est l'aménagement intérieur des appartements que l'on retrouve au deuxième étage où 3 autres pièces sont réservées aux enfants.

L'*aération étant constante* (diurne et nocturne) et chaque pièce mesurant du reste un volume moyen de 70 m. c. d'air, il n'y a aucun inconvénient à ce que la chambre soit occupée à la fois par l'enfant et par la personne qui l'accompagne. Un grand paravent pouvant isoler cette dernière peut se placer à volonté dans la chambre. Du reste la plupart des appartements ont un cabinet de toilette communiquant avec la pièce principale. La villa peut recevoir *jusqu'à présent* 10 enfants et 10 personnes les accompagnant.

Telle est l'installation confortable, gaie, pratique et cependant luxueuse qu'offre le nouveau Sanatorium. Du haut des sommets verdoyants de la Vallée Heureuse, il est baigné de lumière et de grand air. Et dans cette pureté fraîche et vivifiante, quelle splendeur de mise en scène sous le « beau ciel de Pau ! »

DEUXIÈME PARTIE

INDICATIONS MÉDICALES

Prophylaxie

Les différentes diathèses susceptibles de modification essentielle sont présentes à l'esprit de tous. Nous croyons utile cependant de relever dans un traité autorisé dû au *Docteur Comby* les nombreux cas où l'auteur oppose à l'envahissement de la cause morbide la lutte du terrain. (1).

MALADIES GÉNÉRALES

Suites (2) des Maladies Infectieuses

(*Diphtérie, Scarlatine, Rougeole, Fièvre Typhoïde, Impaludisme, Fièvres intermittentes, Influenza*, etc).

Une fois l'évolution complète de ces maladies terminée, le transport à la campagne dans un air pur devient indispensable quand la maladie a été tout particulièrement grave. Les enfants soignés à temps par ce procédé éviteront les périls pouvant éclater dans l'adolescence d'une façon irréparable.

---

(1) Comme observations nous ajouterons les qualités spéciales offertes par la situation climatique de notre Sanatorium. Il est certain que la méthode sanitaire triomphe en toute région. Cependant il est des qualités climatiques qui ne peuvent qu'ajouter au bénéfice du traitement telles sont : la pureté de l'air, sa sécheresse ou son humidité, l'absence ou la présence des courants aériens forts, les qualités du sol, les voisinages topographiques etc., etc.

(2) On sait que le Sanatorium ne reçoit pas de maladies contagieuses.

Convalescence du
Rhumatisme articulaire aigu (1)

L'enfant relevant de rhumatisme aigu, maladie à pathologie infectieuse, a besoin de soins tout particuliers donnés dans un milieu hygiénique entre tous. Les organes affaiblis sont prédisposés alors à des complications de tout genre, endocardites, péricardites, pleurésies, etc. Ils doivent donc être rendus capables de réagir, par un séjour à l'air pur, à l'abri de toute humidité et dans un climat exempt des vents froids.

Pau répond absolument à toutes ces conditions, car bien qu'il y pleuve souvent, le sol parfaitement perméable s'oppose à toute humidité malsaine et par suite à toute production de brouillards. Enfin, absence dans l'air de toute *humidité communicable*.

Les maisons inoccupées y restent pendant des années indemnes de toute trace de moisissure. Les cheveux, hygromètre vivant et sensible, restent bouclés et frisés ; les cuirs, l'acier ne se détériorent pas. « Même par la pluie on ne ressent jamais à Pau la sensation d'humidité froide si malsaine (Duboué, Louis, Comte Russell, Taylor, etc., etc.) Quant aux vents forts froids et pénétrants ou secs et desséchants, on sait qu'à Pau ils sont parfaitement inconnus. Puisqu'il s'agit de soustraire le malade convalescent à toute cause de refroidissement nous nous trouvons à Pau dans des conditions exceptionnelles. Et l'enfant pourra y bénéficier de la cure d'air sans aucune crainte ni aucun empêchement.

---

(1) Vu la proximité de Dax, il sera très facile à l'enfant de faire une saison de *bains de boues*, puis d'aller faire la cure d'air à Pau.

Rhumatisme chronique et Rhumatisme déformant (1)

Maladie dyscrasique, une trophonévrose peut-être, comme semblent le prouver scientifiquement les remarquables recherches pathologiques du *Docteur Brissaud*. Cette maladie qui s'attaque à l'appareil locomoteur (os-articulations-muscles) n'a aucune identité de nature avec le rhumatisme aigu et la similitude n'existe à tort que dans le nom. Il résulte de ces travaux tout récents que la prophylaxie de cette maladie réside dans la modification du terrain et doit en premier lieu viser le système nerveux qui aurait rompu l'équilibre. Donc ici encore : séjour au grand air, seul moyen capable de modifier d'une façon absolue la nutrition, exercice approprié, sédation bien comprise. Notre Sanatorium offre ces avantages mathématiquement réglés.

La Tuberculose générale ou localisée (2)
Adénopathie trachéo-bronchique
Tuberculoses osseuses, etc., etc.

« Plus les résultats du traitement sont décourageants, plus la prophylaxie doit être étudiée. Puisque si souvent nous ne pouvons guérir, efforçons-nous de prévenir ; donnons à l'enfant issu de parents tuberculeux une nourrice saine, éloignons-le des tuberculeux qui l'entourent. » Dans un autre auteur nous trouvons cette affirmation aussi catégorique : « Quant un enfant naît dans un

---

(1) Répétons l'avantage qu'offre pour de tels malades la proximité de Dax.
On connaît en effet l'efficacité de cette station dans toutes les affections neuro-arthritiques avec tendances lymphatiques et scrofuleuses.

(2) N'oublions pas que les tuberculoses avérées contagieuses ne sont pas admises dans le Sanatorium.

ménage dont un des conjoints est tuberculeux, *il faut autant que possible l'écarter du milieu familial*.

Le *Professeur Hutinel* a établi, preuves en mains, l'efficacité d'une telle mesure. Il a démontré que sur **18.000** enfants élevés à la campagne par l'Assistance Publique, issus le plus grand nombre de tuberculeux morts à l'hôpital, 6 seulement étaient devenus tuberculeux. On pourrait multiplier les citations à l'appui de cette thèse. La vie à la campagne réglée avec méthode est la seule échappatoire devant la tuberculose menaçante Et si les tuberculoses osseuses réclament souvent des interventions chirurgicales, elle comportent toujours et quand même la vie en plein air.

MALADIES DYSTROPHIQUES
Dystrophies héréditaires :
La Scrofule

« L'avenir des scrofuleux est très variable, les uns guérissant radicalement, les autres succombant à la phtisie et l'on peut dire que le plus grand malheur qui puisse arriver à un scrofuleux, c'est de devenir tuberculeux.

La prophylaxie et la thérapeutique devront toujours viser cette terminaison. » « En dehors de cette issue, la scrofule, dans toutes ses manifestations, est grave par la marche chronique et récidivante de ses manifestations. Il faut donc s'attacher, *par un traitement et une hygiène convenables, à modifier le tempérament scrofuleux. La vie à la campagne, la gymnastique, tous les exercices au grand air sont à prescrire*. Le même traitement, la même hygiène seront ordonnés, à titre prophylactique, à tous les enfants issus de parents scrofuleux ou tuberculeux, *quelle que soit l'apparence extérieure de ces enfants*. De telles diathèses subissent en Béarn une modification profonde. Ces résultats ne sont généralement attribués qu'au seul bord de la mer. Les faits prouvent le contraire. De nos jours du reste il y a tendance à nier la valeur thérapeutique de tel ou tel climat ; cependant les observations s'opposent à cette théorie au moins en grande partie. Ce qui est certain c'est que l'influence d'un climat est plus sensiblement salutaire aux enfants. Malheureusement dans la pratique on a trop souvent regardé le climat comme un *remède* et trop rarement comme un *préservatif*. C'est pourtant un point essentiel quand il s'agit de *cures de régénération*.

Asthme

L'Asthme est une névrose en connexion immédiate avec les souches arthritiques et nerveuses, ces deux diathèses étant en rapport héréditaire constant. Il faut traiter les accès mais il ne faut pas négliger la cause. La vie au grand air, l'hydrothérapie, l'exercice méthodique, les mouvements rationnels d'amplitude respiratoire, un milieu calme, une vie simple et saine seront autant de correctifs de la diathèse.

La Migraine

« La Migraine des enfants peut résulter de la goutte, de l'asthme, de la névropathie des ascendants.

Comme hygiène, l'exercice au grand air, les promenades à la campagne, le repos cérébral. »

Le Diabète

A côté du régime alimentaire rien n'est plus nécessaire que la vie dans un milieu calme en plein air, surtout quand on peut trouver en même temps, comme dans notre Sanatorium, la gymnastique rationnelle, le massage, etc.

L'Hémophilie

L'Hémophylie est héréditaire ; c'est une maladie très grave entraînant de nombreux accidents presque toujours mortels.

Ici encore la question du terrain se pose : « le changement de climat, le transfert du malade des régions brumeuses du Nord dans le Midi pourra quelquefois remédier à une situation désespérée. »

DYSTROPHIES ACQUISES
Les Anémies : l'Anémie, la Chlorose

Le manque d'air et de lumière, la mauvaise assimilation des aliments, le surmenage sont autant de causes de l'anémie. Il est certain dès lors que l'opposé de ces conditions sera la meilleure prophylaxie.

L'anémie est la porte ouverte sur plusieurs maladies graves. Aussi faut-il y mettre un terme le plus tôt et le plus complètement possible. L'altération du sang étant profonde, l'aération continue méthodique en un climat privilégié modifiera profondément cet état.

Le traitement sera le même vis à vis de la chlorose car elle a les mêmes origines : manque d'air, de lumière, surmenage physique ou moral. « On évitera tout exercice violent, toute fatigue ; *le repos au grand air, à la campagne si possible, convient aux chlorotiques. Le traitement maritime n'est pas à conseiller, la plupart s'en trouveraient mal* » (*Docteur Comby*) ; car il entre de plus dans la chlorose une part évidente de nervosisme. *Potain* admet l'hérédité de la chlorose ; donc ici encore il faut prévenir. Ce qui est certain c'est que les parents arthritiques ont souvent des filles atteintes de chlorose. La chlorose comme l'anémie met l'organisme en un état de déchéance tel qu'il est prédisposé à contracter les maladies les plus graves.

Le Rachitisme

Quelques auteurs donnent au Rachitisme, ce fléau de l'enfance, une origine nerveuse. « Le système nerveux central n'est-il pas le grand régulateur de la nutrition ? »

Or le Rachitisme est produit par un vice de nutrition qui peut provenir d'une alimentation mauvaise ou insuffisante (enfants pauvres) ou d'une assimilation défectueuse par suite de la claustration (enfants riches).

L'étiologie nerveuse du Rachitisme n'est pas encore résolue mais il est toutefois bon de tenir compte de cette théorie Ce qui est absolument certain c'est la modification profonde de la nutrition sous l'influence de l'aération complète et raisonnée dans un climat à luminosité excellente.

L'allaitement artificiel est souvent coupable dans cette maladie mais il convient d'ajouter que « ce mode d'allaitement exige des soins continuels, une propreté absolue, un lait toujours frais, naturel ou stérilisé, ou phosphaté et qu'il réussit mieux à la campagne qu'à la ville. »

On a conseillé de tout temps le grand air, le séjour à la campagne, dans le traitement du rachitisme. Il est prouvé que les enfants atteints de cette façon guérissent souvent par le seul fait du changement de vie sans le concours d'aucun médicament (*Docteur Comby*). Il nous paraît juste de dire que notre Sanatorium placé dans un milieu atmosphérique pur, sédatif et fortifiant répond admirablement à la prophylaxie fondamentale de la diathèse rachitique.

MALADIES DE CROISSANCE

Les poussées de croissance peuvent devenir pour les enfants des sources de grand danger. « La nutrition toute entière est troublée d'une façon passagère ou durable, et le terrain est tout préparé pour les germes infectieux qui menaçent le jeune citadin, car le séjour dans les grandes villes, l'air confiné prédisposent aux anomalies de croissance. Si l'on passe outre, on arrive aux maladies les plus sérieuses : phtisie, fièvre typhoïde, ostéomyélite aiguë, maladies osseuses, maladies de l'appareil circulatoire et maladies du système nerveux. » (*Docteur Comby*).

La vie à la campagne, les exercices physiques, les mouvements rationnels de gymnastique suédoise : telle est encore la prophylaxie.

MALADIES LOCALES OU ORGANIQUES

Maladies de l'estomac.
a. Dyspepsie des nourrissons.
b. Dyspepsie après le sevrage.
Dilatation de l'estomac.

L'estomac est souvent malade chez les enfants. Une des causes les plus fréquentes est, surtout chez les enfants aisés, « la claustration trop étroite, trop absolue. Quant à la dilatation chronique de l'estomac, elle provoque une véritable auto-intoxication qui trouble le sommeil, attaque le système nerveux, l'appareil respiratoire, la peau, etc. Au début, la maladie peut être combattue par le régime, mais devenue chronique il lui faudra une réparation complète des tissus qu'amènera seul l'échange nutritif, renouvelé par la vie au grand air.

MALADIES DE L'INTESTIN

La Constipation

« Dans la seconde enfance, le nervosisme, la vie sédentaire expliquent un grand nombre de constipations. On prescrira les promenades et la vie au grand air. » La constipation peut être considérée comme une maladie et provoque des accidents regrettables. Dans la seconde enfance l'arrêt des matières peut aller jusqu'à l'obstruction intestinale.

MALADIES DE L'APPAREIL RESPIRATOIRE

Coryza chronique

Le Coryza chronique reconnaît une origine morbide provenant d'une diathèse.

Le traitement doit donc être général et local. Localement on peut faire beaucoup, mais on ne modifie pas le tempérament.

Mieux vaut s'adresser au terrain car le mal est pris ainsi à la racine. Le traitement général se résume dans la prophylaxie des organismes en puissance d'une cause déchéante profonde telle que la scrofule. Or dans ce dernier cas, nous le savons, la vie à la campagne transforme un tel organisme.

Le Coryza chronique traité à temps peut guérir radicalement. Dans le cas contraire, il amène des complications fort graves telles que des ulcérations et même des caries osseuses.

Bronches et Poumons
Bronchite Chronique

La bronchite chez l'enfant peut être chronique d'emblée ou succéder à une bronchite aiguë négligée. Elle peut enfin survenir à la suite de plusieurs maladies. Elle est un terrain tout préparé pour la Tuberculose [1], aussi est-il indispensable de la surveiller de très près. « Il faut insister sur l'amélioration du terrain et recommander le changement d'air avec la vie à la campagne. »

---

[1] La même observation peut s'appliquer à la congestion pulmonaire à forme lente ainsi qu'aux cas chroniques d'emphysème pulmonaire.

MALADIES DU SYSTÈME NERVEUX

La Neurasthénie

La Neurasthénie est une maladie provoquée par l'épuisement des centres nerveux. Les troubles sont multiples, les conséquences fort graves et bien connues de notre époque. Envisagée en général, l'hygiène prophylactique poursuit un double but : elle se propose en premier lieu d'écarter les causes génératrices des maladies, en second lieu, si ces causes sont inévitables (tares héréditaires constituées), de mettre les sujets qui se trouvent exposés à leur action nocive *en état de leur résister*. La prophylaxie consistera donc à *sauvegarder l'avenir des enfants* issus de parents névropathes ou arthritiques en réprimant leurs tendances héréditaires, en renforçant autant que possible l'énergie et la résistance de leurs centres nerveux. Pour atteindre ce but il ne faut rien moins que la mise en pratique méthodique et patiente de tous les moyens dont l'hygiène dispose, et cela durant toute la période du développement des sujets, depuis l'enfance.

Les grandes villes constituent un milieu on ne peut plus défavorable au développement physique de ces sujets. Cela est surtout vrai pour les tout jeunes enfants, pour ceux qui traversent cette période de la croissance qui s'étend de la 3ᵉ à la 12ᵉ année. *Dans les villes ils respirent un air impur, ils sont condamnés à une sédentarité relative, l'espace manque à leurs ébats en plein air : le bruit, le contact des foules, les réunions mondaines, les mille causes d'excitation qu'engendre la vie citadine sont autant de conditions fâcheuses auxquelles il faut à tout pirx les soustraire.* Par contre, le séjour à la campagne est, pour les enfants de cet âge, le séjour idéal ; la vie calme des champs, avec l'air pur, est le milieu qui leur convient le mieux. » (Drs *Proust et Ballet.*)

Ajoutons à ces conditions *l'air bromuré de Pau* (*V. Meunier*) qui exerçant une action sédative et sur le moral et sur le physique, provoque une détente salutaire amenant à sa suite une amélioration vitale de premier ordre. Et enfin joignons-y les ablutions, les bains, les mouvements rationnels et médicaux de gymnastique suédoise ; nous aurons ainsi l'ensemble parfait des conditions réalisant la phrophylaxie idéale de la grande maladie du siècle.

Paralysie Infantile atrophique

La paralysie peut atteindre un ou plusieurs membres. Elle survient généralement à la suite des maladies infectieuses. Les collatéraux hystériques, aliénés ou alcooliques, semblent jouer un rôle dans l'apparition de la maladie. « Les lésions peuvent être initiales ou nerveuses (moelle et nerfs) et consécutives et attaquant les muscles et les os. » La gymnastique suédoise, jointe à la cure d'air en un bon climat, offre seule une prophylaxie sérieuse.

Atrophie musculaire progressive

Cette maladie est rare dans l'enfance ; mais quand elle apparaît, la thérapeutique est complètement impuissante. Le seul espoir sera dans une bonne hygiène. dans l'amélioration de la nutrition par la vie en plein air.

Terreurs Nocturnes

« Les terreurs nocturnes sont des accidents nerveux toxiques. L'héritage nerveux, les causes morales, les troubles digestifs, certaines maladies peuvent provoquer cet état.

Le changement de vie, l'exercice en plein air, le calme sont à indiquer spécialement. » L'air sédatif de Pau sera encore ici d'un grand prix.

MALADIES DE L'APPAREIL CIRCULATOIRE
Pericardites et Endocardites

Dans les formes chroniques, la vie au repos en plein air, dans un milieu calme, est prescrit.

MALADIES CONGÉNITALES DU CŒUR
Cyanose ou Maladie bleue

Les suites sont nombreuses et graves. « Il faut indiquer entre autres la tuberculose pulmonaire. Pour prévenir, on prescrira le repos, l'éloignement de toute fatigue, de tout effort, de toute émotion. Quand cela sera possible, on conseillera le séjour dans les stations hivernales. »

MALADIES DES ORGANES GÉNITO-URINAIRES
Néphrites. Mal de Bright

Ici encore 2 formes, l'une aiguë, l'autre chronique. Les conséquences sont : l'urémie, les complications graves du côté de l'appareil respiratoire, du cœur, du péritoine, du cerveau et des méminges. « On fera la prophylaxie en surveillant les suites des fièvres éruptives, en évitant le froid par des séjours en climat approprié, surtout s'il y a la moindre trace d'albuminurie, fût-elle transitoire ».

MALADIES DE LA PEAU
Urticaire Chronique ou persistante

L'urticaire chronique peut devenir grave en se transformant. De plus elle accuse toujours un tempérament réclamant une amélioration profonde de la nutrition. De nouveau il faut prescrire la vie en plein air comme prophylaxie générale du terrain.

De cette énumération et de ces citations autorisées, il résulte que la science actuelle reconnait et préconise avant tout la *prophylaxie du terrain*, qu'il *s'agisse de prévenir ou de guérir*. Et cela est surtout absolument juste quand il s'agit d'enfants dont les organismes même déchus offrent tant de ressources. Nous voyons également que cette prophylaxie, quelle que soit la diathèse, se rapporte incessamment à ces 4 points.

Bonne alimentation.
Aération constante dans un climat favorable.
Cure d'exercice ou de repos en plein air.
Mouvements rationnels ou médicaux.

Au sujet de ce dernier article du programme nous croyons utile de donner quelques renseignements complémentaires.

Gymnastique Suédoise Rationnelle et Médicale

A côté des jeux et des promenades en plein air, l'exercice raisonné, fondé sur des données scientifiques, joue un rôle de plus en plus important dans l'hygiène des enfants nerveux débiles ou mal développés. Entre les différentes méthodes de gymnastique, la « Méthode Suédoise » qui a une partie pédagogique et une partie médicale, a été reconnue comme la meilleure de toutes par les sommités médicales de tous les pays. Cette gymnastique est fondée sur des principes scientifiques, sur des études anatomiques et physiologiques et sur des expériences de laboratoire. C'est *une vraie science*, dit un médecin français qui a beaucoup contribué à faire connaître ces méthodes en France. Le but de la gymnastique dite Suédoise est de provoquer un développement harmonieux du corps, tel l'ancien idéal grec. Pas d'acrobates, mais des hommes forts, maîtres d'eux. Dans chaque exercice journalier, entre un travail rationnellement calculé pour exercer l'appareil musculaire et les grandes fonctions (en premier lieu la respiration) sans dépasser les forces de l'enfant. La gymnastique suédoise est un *système* de mouvements, c'est-à-dire qu'on va du mouvement simple, facile, jusqu'aux mouvements compliqués ; on assure ainsi le développement normal, graduel, sans fatigue ni sans surmenage. Plus qu'aucune autre la méthode suédoise vise au libre exercice de la respiration et de la circulation active. Elle exclut rigoureusement tous les mouvements qui entravent ces fonctions et amènent une fausse position du thorax ; et c'est par suite de ce choix spécial qu'au lieu d'éprouver de la lassitude comme il arrive après la gymnastique française, on ressent, après une séance de mouvements suédois, une sensation de grand bien-être Cette gymnastique raisonnée améliore la santé générale et lutte directement contre la déformation du thorax. Elle est devenue obligatoire dans toutes les écoles suédoises et a grandement contribué à combattre la tuberculose. Aussi un célèbre anatomiste suédois a-t-il pu dire : « L'effet de notre gymnastique sur le thorax et la respiration est d'une importante si radicale qu'il suffirait à lui seul à justifier l'application de la méthode dans les écoles du monde entier ».

La partie orthopédique de la gymnastique suédoise (*Méthode de l'Institut orthopédique suédois de Stockholm*) est d'une utilité primordiale dans les déviations de la colonne vertébrale chez les petites filles. (*T. Moller*).

Telles sont, brièvement résumées, les théories modernes du mouvement qui en France ont été puissamment préconisées par le Docteur Lagrange.

Pénétré de l'importance du traitement suédois dans les cures de régénération, nous nous sommes assuré le concours précieux de « l'Institut Suédois de Massage et Gymnastique médicale » qui fonctionne à Dax depuis 1896, sous la direction de *M. Tyge Moller*, licencié de l'Université de Copenhague et de *Madame Asta Moller*, masseurs médicaux de

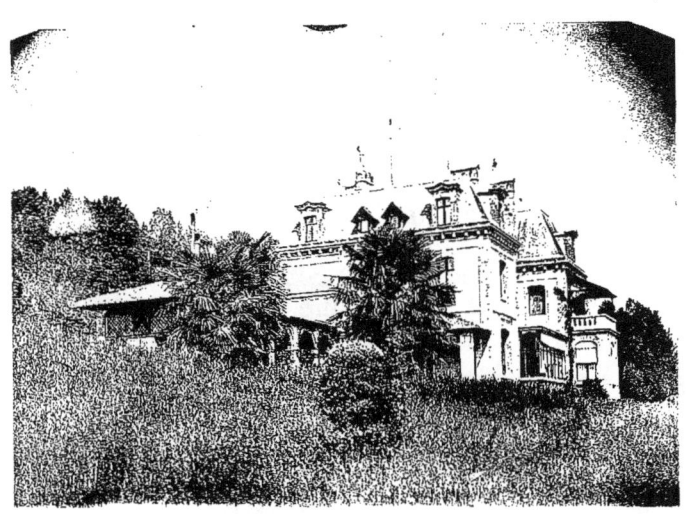

Le Sanatorium. — Façades du Sud et Est.

Stockolm, membres de la Réunion Scandinave des Professeurs de gymnastique à Stockholm ; attachés aux Etablissements des « *Baignots* » et des « *Thermes* » à Dax.

Une salle ayant été spécialement aménagée dans notre Sanatorium pour ce traitement, les médecins auront donc toute facilité pour ordonner aux enfants la gymnastique suédoise et le massage dans les cas où ils le jugeraient nécessaire.

Pour le massage, le traitement est payé à part, les prix variant suivant l'importance des cas. Pour les mouvements rationnels, des cours spéciaux seront organisés.

Tel est l'ensemble complet des soins que l'enfant trouvera dans notre Sanatorium. Ajoutons que la beauté du Site de la Propriété offrira au petit malade une source de distractions toujours nouvelle, toujours inépuisable.

Et quel décor merveilleux ! Les Montagnes, la Vallée de Pau et cette autre Vallée au nom riant, pronostic de bienvenue à ces tout petits fuyant la maladie et la mort en se réfugiant dans la **Vallée Heureuse !**

STATUTS

ARTICLE I

Les *maladies contagieuses*, les *phtisies confirmées*, l'*épilepsie* ou autre *maladie nerveuse convulsive*, la *danse de St-Guy* ne sont pas admises dans le Sanatorium.

ARTICLE II

La limite d'âge est de 15 ans pour les deux sexes. Le Sanatorium se charge des enfants en bas âge soit qu'ils soient allaités par une nourrice, soit qu'ils soient accompagnés d'une nourrice sèche pour être élevés au biberon. Dans ce cas le lait stérilisé (*système Budin*) et, si besoin est, phosphaté naturellement par une alimentation spéciale du bétail, peut être utilisé.

La Direction surveille rigoureusement tous les procédés de stérilisation ainsi que l'entretien aseptique des biberons et autres ustensiles.

ARTICLE III

Tout enfant doit être accompagné d'une nourrice ou femme de chambre, d'une religieuse ou institutrice ou de la mère elle-même, le cas échéant.

ARTICLE IV

Les personnes accompagnant les enfants sont absolument astreintes aux règles données par la Direction, celle-ci étant investie de pouvoirs complets à cet égard.

ARTICLE V

Le Docteur *Aris* visite régulièrement le Sanatorium *toutes les semaines*.

De plus, en cas d'urgence, il est appelé de jour et de nuit.

Un autre médecin, comme consultant régulier, fera tous les mois une visite de surveillance.

En dehors de ces visites périodiques, tous les médecins, et en particulier ceux qui résident à Pau, ont accès dans le Sanatorium, ou ils peuvent soigner et surveiller les enfants suivant le désir exprimé par les familles.

RÈGLEMENT

Tout enfant, lors de son arrivée, est inscrit sur un registre spécial. L'âge, la taille, le poids, le diagnostic, la force musculaire, le développement thoracique et autres indications médicales sont consignées sous la surveillance du Docteur Aris ou du médecin qui aura été choisi par la famille. Au départ, les mêmes observations sont faites à nouveau. La comparaison servira de preuve médicale au traitement.

II

Les visites médicales réglementaires auront lieu tous les 8 jours. Le jour et l'heure sont fixés par la Direction. La Directrice accompagnera le Docteur dans cette visite afin de se tenir au courant de la situation de l'enfant.

III

A chaque visite médicale le médecin inscrira sur un carnet à souches les observations générales tirées du poids, de l'appétit, du sommeil, de la force musculaire, de l'état général, de la température, etc., etc. de l'enfant. Ces feuilles seront immédiatement envoyées aux parents et aux docteurs-médecins attitrés de la famille, conjointement avec une lettre détaillée de la Directrice.

IV

La Directrice étant absolument et entièrement responsable, et devant, par suite, connaître les moindres détails des différents cas qui lui sont confiés, elle est logiquement astreinte au secret professionnel le plus sévère.

V

Les heures de sortie des enfants, celles des stations à l'air libre ou dans les galeries de cure d'air doivent être soumises à la Direction.

VI

La Direction se réserve le droit de surveillance de la toilette des enfants. De même elle se réserve la faculté de juger de l'opportunité d'un vêtement à prendre ou à laisser suivant la température.

VII

Dans le cas où les parents n'auraient pas sous la main les personnes de confiance pour accompagner les enfants, la Direction pourra leur en procurer (en particulier de bonnes nourrices de la campagne) tout en laissant les intéressés s'entendre directement pour les conditions.

VIII

La Direction sera toujours aidée et secondée par une personne adjointe. Par suite, en cas de besoin, les pleins pouvoirs de la première seront dévolus à la seconde.

IX

Les personnes habitant le Sanatorium sont astreintes à certaines règles concernant les heures du lever, du coucher, d'aération diurne et nocturne qui sont les suivantes :

Lever : 7 heures (1).
Petit déjeuner : 8 heures (pris dans la salle à manger, ce qui est préférable pour l'enfant).
Déjeuner : 11 heures.
Goûter : 3 heures.
Dîner : 6 heures.
Coucher : 8 heures.

A 10 heures, 10 h. 1/4 au plus tard, les personnes partageant les chambres des enfants doivent éteindre toute lumière.

Aération diurne. — Toutes les heures qui ne sont pas passées dans le parc doivent de rigueur être passées dans les galeries dites *galeries de cure d'air*, y compris la matinée depuis le premier déjeuner.

Aération nocturne. — Il appartient à la Directrice, responsable de la surveillance médicale et hygiénique, de régler le mode d'aération nocturne. Une fois celle-ci établie, il est formellement interdit aux personnes séjournant dans les chambres des enfants de modifier cette aération en quoi que ce soit.

X

La maison toute entière est tenue suivant les principes hygiéniques les plus modernes.

Les murs sont revêtus soit de peintures, soit de papier lavable, les parquets et les meubles sont

---

(1) Dans le cas où la mère accompagnerait son enfant il y aurait, si besoin était, entente à ce sujet.

lavés et non balayés ou époussetés. Périodiquement on *lave les couvre-lits et les descentes.* Tous les matins, pendant le premier déjeuner, les chambres sont largement aérées, les draps et la literie exposés à l'air tandis que chaque couverture est battue et secouée. Ce n'est qu'après une heure d'aération complète que l'on refait les lits.

Aucun vêtement, aucune partie de vêtement appartenant soit à l'enfant, soit à la personne l'accompagnant *ne doit séjourner dans les chambres à coucher*, par exemple les vêtements portés pendant la journée et contenant forcément des poussières. Des placards extérieurs aux chambres seront à la disposition de chacun en outre des armoires pour le linge placées dans les chambres.

A 9 heures du soir le personnel passe dans les appartements pour emporter les eaux sales provenant des toilettes du soir, ces eaux sales ne devant pas séjourner dans les chambres ou cabinets de toilette pendant la nuit.

Les membres du personnel dépendant du Sanatorium sont habillés hiver comme été de *vêtements lavés périodiquement*.

XI

L'enfant, suivant les cas, pourra profiter de la présence à Pau de professeurs de valeur, laïques et religieux, pour continuer ses études. Mais les docteurs sont seuls juges de l'aptitude physique de l'enfant à un travail quelconque.

XII

En règle générale, la surveillance des enfants ne regarde en aucune façon le personnel de la maison. Toutefois, dans les cas de force majeure ou dans quelques circonstances, il pourra y avoir entente réciproque après qu'avis en aura été donné à la Direction. Celle-ci s'arrangera du reste pour que les personnes accompagnant les enfants puissent avoir de temps en temps quelques jours de sortie libre.

XIII

Les personnes accompagnant les enfants ont à leur disposition dans chaque chambre un grand paravent pouvant les isoler complètement.

XIV

Les parents venant voir les enfants ne pourront pas coucher dans le Sanatorium, mais ils pourront y prendre leurs repas.

XV

Pendant les heures de séjour dans la maison, les enfants ne devront pas rester en bottines de sortie, mais ils devront porter des souliers uniquement réservés à l'intérieur. Il en est de même pour les personnes qui les accompagnent.

Cette règle a pour but :
1· D'éviter aux enfants le refroidissement des pieds ;
2· D'empêcher l'apport à l'intérieur des poussières de l'extérieur.

XVI

Tout enfant devra apporter :
1 couverture de voyage.
1 plaid ou grand châle.
1 pélerine-capuchon.
Ces vêtements seront d'une couleur claire de préférence, celle-ci étant plus propre d'aspect.

XVII

Les enfants au-dessous de 2 ans devront apporter une quantité double de linge.
Tout enfant et toute personne l'accompagnant devront apporter *chacun* :
3 paires de drap.
6 taies d'oreiller.
12 serviettes toilette (dont 6 serviettes-éponges).
2 peignoirs de toile pour bains.
1 peignoir en laine pour bains (1).
Le tout sera marqué au numéro de la chambre choisie.

XVIII

La bonne exécution du Règlement étant de l'intérêt de tous, la Direction *n'admettra à cet égard aucune infraction*. A une deuxième observation sur ce sujet, plainte sera portée aux familles. Une troisième provoquerait les mesures les plus fâcheuses.

---

(1) Ces deux articles seront apportés par l'enfant seul.

De plus, les personnes habitant le Sanatorium sont prévenues que tout membre du personnel attaché à la maison qui ne révèlerait pas les infractions au Règlement perdra sa place.

On est donc prié de n'user à cet égard d'aucune complicité.

CONDITIONS

I

Les prix de pension sont payés *directement* à la Direction.

II

Les pensions sont payables au mois et d'avance.

III

Le régime alimentaire, pouvant varier avec le malade, est fixé par les Docteurs.

IV

La salle à manger comporte deux tables servies aux mêmes heures et avec même régime. L'une est réservée aux enfants accompagnés de parents, d'institutrices ou de religieuses (présidée par la personne adjointe); l'autre aux enfants accompagnés de bonnes ou de nourrices (présidée par la Directrice).

V

Des jeux pour le dehors et des jeux d'intérieur sont mis à la disposition des enfants sans aucun supplément. Les distractions étant du reste d'un excellent effet moral, il ne sera rien négligé à cet égard : projections avec conférences enfantines, guignol, etc.. etc.

VI

Les parents sont prévenus qu'aucune diminution de pension ne pourra être faite suivant l'âge des enfants. En effet, l'une des bases du traitement est la *suralimentation*. L'enfant est-il en bas-âge, c'est la nourrice qui doit être suralimentée. Est-il élevé au biberon, la surveillance, les soins minutieux d'asepsie, l'emploi du lait phosphaté, etc., légitiment l'uniformité des **prix de pension**.

VII

Il ne sera rien compté en dehors du prix de pension qui comprendra :
Le régime alimentaire fixé par les Docteurs.
Les extras fixés par les docteurs.
Le chauffage dans les chambres.
L'éclairage dans les chambres.
Les bains.
De même seront compris dans la pension les honoraires des médecins chargés de la surveillance et du service régulier. En dehors de ces soins, les honoraires médicaux seront à la charge de la famille, et payés directement par celle-ci aux médecins.

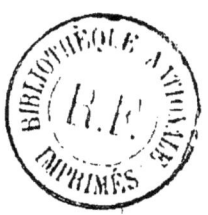

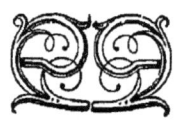

DAX
Imprimerie H. Labèque

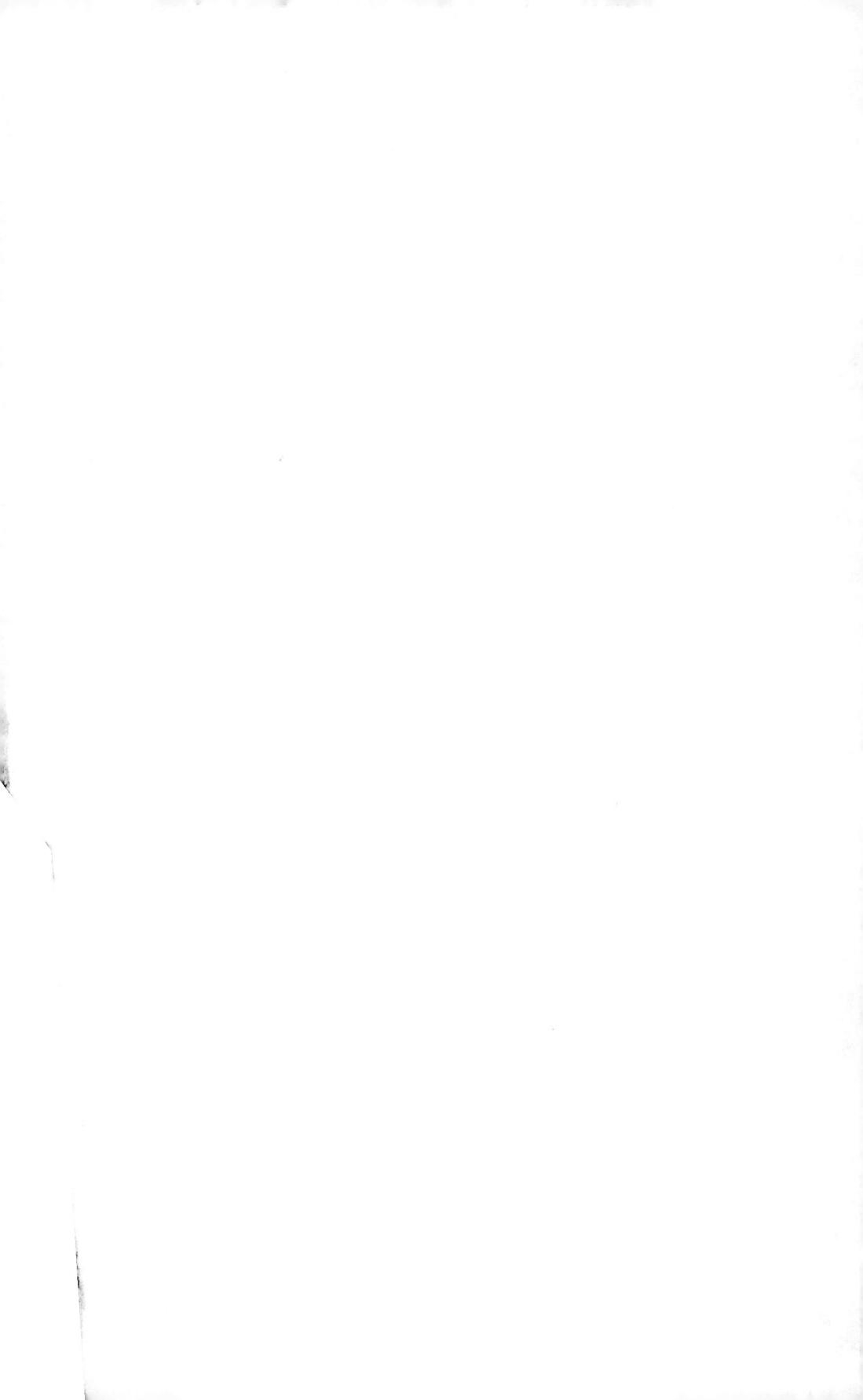

www.ingramcontent.com/pod-product-compliance
Lightning Source LLC
Chambersburg PA
CBHW071334200326
41520CB00013B/2980